BEI GRIN MACHT SICH IHR WISSEN BEZAHLT

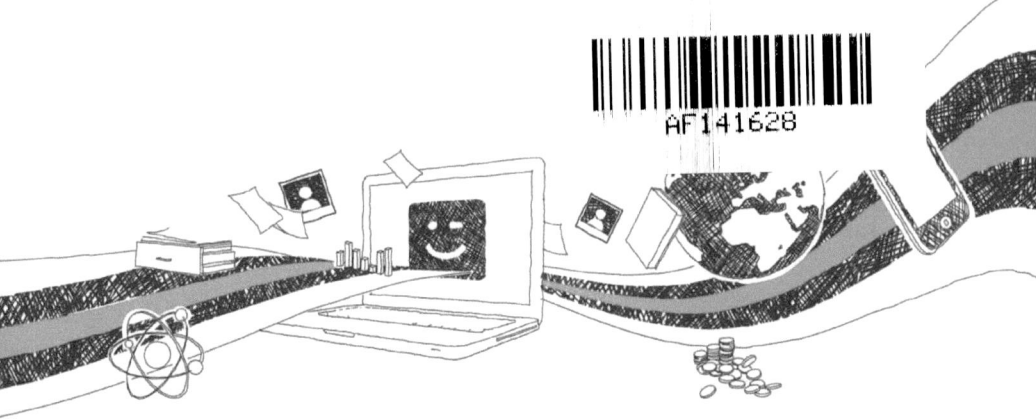

AF141628

- Wir veröffentlichen Ihre Hausarbeit, Bachelor- und Masterarbeit

- Ihr eigenes eBook und Buch - weltweit in allen wichtigen Shops

- Verdienen Sie an jedem Verkauf

Jetzt bei www.GRIN.com hochladen und kostenlos publizieren

Bibliografische Information der Deutschen Nationalbibliothek:

Die Deutsche Bibliothek verzeichnet diese Publikation in der Deutschen National-
bibliografie; detaillierte bibliografische Daten sind im Internet über http://dnb.d-
nb.de/ abrufbar.

Impressum:

Copyright © 1995 GRIN Verlag, Open Publishing GmbH
Druck und Bindung: Books on Demand GmbH, Norderstedt Germany
ISBN: 9783638757355

Dieses Buch bei GRIN:

http://www.grin.com/de/e-book/10405/psychose-fallbeispiel-und-bericht-zur-prak-
tischen-ausbildung-in-der-ergotherapie

Ida Krämer

Psychose. Fallbeispiel und Bericht zur praktischen Ausbildung in der Ergotherapie

GRIN Verlag

GRIN - Your knowledge has value

Der GRIN Verlag publiziert seit 1998 wissenschaftliche Arbeiten von Studenten, Hochschullehrern und anderen Akademikern als eBook und gedrucktes Buch. Die Verlagswebsite www.grin.com ist die ideale Plattform zur Veröffentlichung von Hausarbeiten, Abschlussarbeiten, wissenschaftlichen Aufsätzen, Dissertationen und Fachbüchern.

Besuchen Sie uns im Internet:

http://www.grin.com/

http://www.facebook.com/grincom

http://www.twitter.com/grin_com

Bericht zur praktischen Ausbildung

im Rahmen der Ausbildung zum
Beschäftigungs- und Arbeitstherapeuten

Psychiatrie: Psychose

Entscheidungen bestimmen unser Leben
oder
Die Geschichte einer Entwicklung

Suchwörter:

affektiv, Befund, Behandlung, behindert, Behinderung, Bericht, Beschäftigungstherapie, Diagnose, endogen, Ergotherapie, geschlossene Unterbringung, Katatonie, Krankheitsbild, Pfropfpsychose, Praktikumsbericht, Psychiatrie, psychisch krank, Psychose, Sichtstunde, Schizophrenie, Symptome, Therapie, Vormundschaft

Kurzbeschreibung:

Bei der vorliegenden Arbeit handelt es sich um eine ausführliche Beschreibung des Krankheitsbildes "Schizophrenie", mit Ursachen, Entstehung, Symptome, Formen und Therapiemöglichkeiten - anhand eines authentischen Fallbeispiels aus der Akutpsychiatrie, mit ergotherapeutischer Befunderhebung, Therapieplanung, und -beschreibung, sowie Sichtstundenplanung.

Es beschreibt aber auch den Weg eines Menschen, der aus dem Sumpf der Isolation und des nicht-wissens zu sich findet, beschreibt die Entdeckung, dass es ihn gibt, dass er ein eigenständiger Mensch ist. Dass er Entscheidungen treffen kann, dass er Dinge bewegen kann.

Zur Autorin:

Ida Krämer, Ergotherapeutin, Kranken- und Kinderkrankenschwester. Ich arbeite seit 1996 als Gruppenleiterin in einer Werkstatt für psychisch Kranke und bin in der praktischen Ausbildung von Ergotherapie - Schülern tätig.

Gliederung

1.   Allgemeine Beschreibung des Krankheitsbildes

1.1   Kurze zusammenfassende Beschreibung - geistige Behinderung

Da bei Herrn M. als Vorerkrankung eine geistige Behinderung vorliegt, werde ich kurz auch dieses beschreiben. Geistige Behinderung ist die allgemeine Bezeichnung für alle von früher Kindheit an bestehenden, gewöhnlich auf organischer Hirnkrankheit beruhenden intellektuell-seelischen Mängel, welche die Erreichung normaler Lebensziele beeinträchtigen.

(Wörterbuch der Psychiatrie und medizinische Psychologie, 3. Auflage, Seite 67)

Unterdurchschnittliche intellektuelle Fähigkeiten, die seit der Geburt oder frühe Kindheit bestehen, sich in einer anomalen Entwicklung ausdrücken und mit Schwierigkeiten beim Lernen und der sozialen Anpassung verbunden sind.

(MSD Manual, 4. Auflage, Seite 1668)

Ursachen :

- Pränatal: genetische Anomalien
Chromosomenanomalien
genetisch bedingte Stoffwechselstörungen
angeborene Infektionen
Medikamenteneinnahme in der Schwangerschaft u.s.w.

- Perinatal: Frühgeburt, ZNS- Blutungen
Geburtsverletzungen (hohe Zange, Steißlage)
Mehrlingsgeburten, Plazenta Praevia
Asphyxia neonatorum (O2- Mangel)

- Postnatal: Enzephalitis, Meningitis
Vergiftungen mit z.B. Blei oder Quecksilber
Unfälle mit schweren Kopfverletzungen oder Asphyxie
Mangelernährung (auch Pränatale M. der Mutter) in Verbindung mit
Deprivation (fehlende körperliche, emotionale und kognitive
Unterstützung, die für die Entwicklung und die soziale
Anpassung erforderlich ist) dürfte weltweit die
häufigste Ursache geistiger Behinderungen sein.

Die Erkrankung kann verschiedene Schweregrade haben, je nach Art und Stärke der Schädigung. Es kann vom leichten Grenzfall bis zur schwersten Behinderung reichen. Ebenso unterschiedlich ist das Erscheinungsbild. Je nach Schweregrad kommt es zu unterschiedlich stark ausgeprägtem Entwicklungsrückstand in motorischen, sensorischen, kognitiven, emotionalen und sozialen Bereichen.

Ebenso wie bei Menschen mit normaler Intelligenz kann eine Geisteskrankheit jeden Schweregrades auch bei geistig behinderten Personen auftreten. Dies kann die Ursache einer plötzlichen Verhaltensänderung sein. Ein Sprachdefizit erschwert das Erkennen von Denkstörungen und Wahnvorstellungen, doch lässt die Tatsache, dass sich Halluzinationen relativ plötzlich entwickeln, an eine Schizophrenie denken.
(MSD Manual, Seite 1669 ff)

1.1 Kurze Erklärung - Psychose

Psychose - sog. Seelenkrankheit, synonym für psychotische Störung (DSM III), * allgemeine Bezeichnung für psychische Störung mit strukturellem Wandel des Erlebens.

* Diagnostisches und Statistisches Manual psychischer Störungen - DSM III - der Amerikanischen Psychiatrischen Gesellschaft

Einteilung: 1. Exogene Psychose = symptomatische, organische, körperlich begründbare Psychose. z.B. bei Hirntumoren, Intoxikationen, Infektionen, zerebrovaskulärer Insuffizienz, Hirnatrophie

2. Endogene Psychose = Psychose, die ohne erkennbare organische Ursache auftritt. Vorkommen z. B. als schizophrene Psychosen (=Schizophrenie) affektive Psychosen (vgl. endogene Depressionen) und einige Randpsychosen.

3. Experimentelle Psychose (=Modellpsychose). Psychose, die durch Psychotomimetika (Meskalin) hervorgerufen werden kann und in der Regel reversibel ist. (Pschyrembel, klinisches Wörterbuch, 256 Auflage. Seite 1387)

1.2 Ursachen der endogenen Psychosen

Die Ätiologie der endogenen Psychosen ist bis heute noch nicht vollständig geklärt. Es ist unwahrscheinlich, dass sie auf einer einzigen abgrenzbaren Ursache beruhen. Vielmehr ist anzunehmen, dass für ihre Entstehung eine Reihe von Einzelbedingungen bedeutsam sind; diese müssen zusammenwirken, damit es zur Manifestation einer Psychose kommt. Die endogenen Psychosen sind damit multifaktoriell verursacht (Multikonditionalität).

Auf einige wichtige Einzelfaktoren werde ich im folgenden eingehen.

A) Biologische Voraussetzungen

Biologische Voraussetzungen sind zunächst durch einen Erbfaktor gegeben, der für alle endogenen Psychosen (u.a. durch Zwillings- und Adoptivstudien, die neben Erb- auch Umweltfaktoren kritisch berücksichtigen) erwiesen ist. Ein Erbfaktor bedeutet jedoch lediglich ein vermehrtes Risiko, eine erhöhte Erkrankungswahrscheinlichkeit gegenüber der Durchschnittspopulation: er allein kann das Manifestwerden der Psychose nicht erklären.

B) Psychogene und familiäre Faktoren

Ungünstige, schädigende Momente in der psychosozialen Entwicklung, besonders der frühen Kindheit, bilden einen besonderen Risikofaktor für die spätere Erkrankung an einer endogenen Psychose. Sie haben - besonders bei der Schizophrenie - gegenüber biologischen Teilursachen wahrscheinlich das größere Gewicht. Zu nennen sind chronische Versagungen (Frustrationen), frühe Verlusterlebnisse und Enttäuschungen bei Depressionen, gestörte Familienstrukturen, verzerrte familiäre Interaktionen und irrationale Denkmuster bei Schizophrenien. Störende Einflüsse, die in die frühesten Entwicklungsphasen (früh- und spätorale) fallen, sind für ein Erkrankungsrisiko für spätere Psychosen besonders verantwortlich. Am besten untersucht sind die Strukturen und Interaktionen in Familien, aus denen schizophrene Kinder hervorgingen.

Kennzeichnend für schizophrenogene Familien sind verzerrte Wahrnehmung der Realität, verworrene oder widersprüchliche Kommunikation - wie z. B. Double-bind-Botschaften (=das Kind sieht sich in einer widersprüchlichen Botschaft oder Aufforderung verstrickt, wobei es sich, wie auch immer es sich verhalten mag, stets falsch verhält).

C) Vulnerabilität

Unter Vulnerabilität verstehen wir eine besondere Prädisposition zu psychotischer Erkrankung. Sie bedeutet eine verminderte psychische und psychosoziale Belastbarkeit gegenüber äußeren Reizen und Ereignissen und damit eine spezifische Anfälligkeit, unter entsprechenden Belastungen psychotisch zu reagieren.

D) Auslösende Situation

Belastende Situationen im Vorfeld einer Psychose werfen stets die Frage auf, ob sie eine auslösende Situation für die psychotische Erkrankung waren. Dies trifft am ehesten für solche - oft äußerlich unscheinbare - Situationen zu, denen auf dem Hintergrund der Vulnerabilität des Kranken und seiner präpsychotischen Persönlichkeitsentwicklung und Motivationsdynamik ein besonderer Stellenwert zukommt und die deshalb als spezifische Belastung gelten können.

Es gibt auch unspezifische Belastungen, die eine endogene Psychose in Gang bringen können: körperliche Krankheiten, Operationen, Generationsvorgänge.

Nicht wenige endogene Psychosen brechen wie "aus heiterem Himmel" scheinbar "grundlos" aus. Hier werden vorausgegangene situative Umstände oft nur im Sinne einer "Ausklinkung" bewertet. Eine ausklinkende Situation soll allenfalls den Zeitpunkt der Erkrankung bestimmen können, sonst aber keine pathogenetische Bedeutung haben.

E) Psychodynamik

In Lebensphasen und -situationen, in denen neue psychosoziale Anforderungen gestellt werden (z.B. Adoleszenz, Berufsausbildung, Eingehen einer neuen sexuellen Beziehung, Ehe, Geburt eines Kindes), kann es bei mangelnder Autonomie zu einer Überforderung und somit zum Ausbruch der Krankheit kommen. Die charakteristische Konfliktdynamik Schizophrener liegt im unbefriedigten Bedürfnis nach Zuwendung und mitmenschlichem Kontakt einerseits, in ängstlicher Selbstbefriedigung und Abstandhalten andererseits. Zu große mitmenschliche Nähe wird als Gefahr für das eigene Ich erlebt und erzeugt starke Angst.

F) Soziale Faktoren

Schizophrenien kommen in Großstädten in unteren sozioökonomischen Schichten gehäuft vor. Zur Erklärung gibt es verschiedene Hypothesen:

- Soziale Verursachung: Zugehörigkeit zu unterprivilegierten Schichten fördert Schizophrenie.
- Selektion durch die Schizophrenie: Durch die psychotischen Störungen kommt es zum sozialen Abstieg, oder zumindest zu ungünstigen Startbedingungen während der Schule und Ausbildung durch die prämorbiden Auffälligkeiten und Schwächen (z.B. Vulnerabilität)
- Unter den Schizophrenen finden sich besonders viele ledige: Entweder fördert soziale Isolierung die Schizophrenie oder aber die präschizophrene Kontaktstörung verhindert Partnerschaft und Heirat.
- Schwer verlaufende Schizophrenien ziehen häufig eine Verschlechterung der sozialen Gesamtsituation nach sich: Lösung bestehender Bindungen, Rückzug aus sozialen Freizeitkontakten, Verlust des Arbeitsplatzes und der Wohnung.

1.3 Erscheinungsbild

Die wichtigsten schizophrenen Krankheitserscheinungen lassen sich als Ausdruck einer Ich- Pathologie verstehen. Schizophrenie bedeutet einen Einbruch in die Ich- Struktur, die Ich-Begrenzung wird durchlässig, die Umwelt kann ungehindert eindringen. Das Selbst-sein des Ich wird durch Ich-Entmächtigung und Ich-Verlust in Frage gestellt: Äußere Einflüsse gewinnen ungehindert Kontrolle über den Kranken, es kommt zu Depersonalisation, zu Verlust der persönlichen Identität.

Das Ich ist aber auch etwas Tätiges, welches unsere Zuwendung zur Welt ermöglicht und unsere seelischen Vollzüge sinnvoll ordnet, zusammenfasst und auf Ziele ausrichtet. Auch diese Leistung wird durch die Schizophrenie beeinträchtigt.

Nicht gestört sind das Bewusstsein, die Orientierung, die Intelligenz und das Gedächtnis (Langzeit).

Die Prodromalphase (Vorstadium) der Schizophrenie kann Monate, manchmal auch Jahre dauern und ist geprägt von empfindlicher Reizbarkeit, Rückzug aus sozialen Beziehungen, Antriebsverlust, Absinken der Leistungsfähigkeit, Verstimmungszustände, Denkstörungen. Diese sind nach Bleuler die Grundsymptome, nach Schneider die Symptome 2. Ranges. (Syn. auch Minussymptomatik, Basisstörungen, kognitive Basisstörungen, Defekt, "Endzustand", chronisch)

Die Psychose (florierende Phase) mit Halluzinationen und Wahn kann akut oder schleichend beginnen. Nach Schneider sind dies die Symptome 1. Ranges, nach Bleuler jedoch akzessorische Symptome.

Nach einem akuten Schub und Abklingen der Symptomatik schließt sich meist noch ein Zustand von Erschöpfung an (Postremissiver Erschöpfungszustand), der entweder abklingt oder in ein Residualzustand übergeht.

Die schizophrenen Krankheitssymptome hängen untereinander zusammen und dürfen nicht isoliert sondern stets im Zusammenhang betrachtet werden. Nachfolgend erläutere ich kurz die wichtigsten, die in 4 Hauptgruppen einteilbar sind:

- **Wahn / Halluzinationen**
- **kognitive Störungen**
- **Affektstörungen**
- **Beziehungsstörungen**

Wahn:

Objektiv falsche, aus krankhafter Ursache entstehende Überzeugung, die ohne entsprechende Anregung von außen entsteht, und trotz vernünftiger Gegengrund aufrecht erhalten wird.

Wahn gehört zu den inhaltlichen Denkstörungen die für den Betroffenen subjektive Gewißheit besitzt, durch Erfahrung oder logische Argumentation nicht korrigierbar ist und in der Regel von anderen nicht geteilt wird.

Am Anfang der akuten Phase steht meist die Wahnstimmung. Der Kranke empfindet eine unheimliche, unbegreifbare Veränderung. Die eigentlichen Wahngedanken können der Versuch sein, sich in der Welt des psychotischen Einbruchs wieder zurechtzufinden und können den Aufbau einer neuen - wahnhaften Welt - bedeuten.

Der primäre Wahn bildet sich unmittelbar, entweder als Wahneinfall oder als Wahnwahrnehmung.

Die häufigsten Wahnformen sind:

- Bedeutungswahn: Ein zufälliges Ereignis wird mit neuer Bedeutung erlebt, es kommt zum abnormalen Bedeutungsbewusstsein. Dieses hat oft den Charakter einer Offenbarung.

- Beziehungswahn: Zufällige Ereignisse bezieht der Kranke auf sich. Im Extremfall steht er im Mittelpunkt allen Geschehens.

- Beeinflussungswahn: Der Kranke fühlt sich bestrahlt, hypnotisiert, okkulten Mächten ausgeliefert.

- Verfolgungswahn: Der Kranke fühlt sich von Verfolgern (Agenten, Geheimdiensten) beeinträchtigt.

- Beim Vergiftungswahn wollen die Verfolger den Kranken durch Gift schwächen oder umbringen.

- Liebeswahn: Wahnhafte Überzeugung, von einer Person geliebt zu werden.

- Eifersuchtswahn: Der Partner wird grundlos der Untreue bezichtigt, hierfür werden wahnhafte Beweise" erbracht.

- Größenwahn: Der Kranke "weiß" in seinem Wahn, dass er zum König, Weltenlenker oder Propheten erhöht ist.

Die Wahninhalte sind für den Kranken Realität; dennoch kann die normale Realität daneben weiterbestehen, so dass das Realitätsurteil gespalten ist.

Halluzinationen

Bei Halluzinationen handelt es sich um Sinnestäuschungen ohne vorhandenen Sinnesreiz. Der Halluzination entspricht kein reales Wahrnehmungsobjekt. Sie werden leibhaftig d.h. objektiv empfunden und erscheinen - wie reale Wahrnehmungen - im äußeren Raum.

- Stimmenhören: Der Kranke hört Stimmen, die ihn ansprechen, beschimpfen, ihm Befehle erteilen, sein Tun und Lassen fortlaufend kommentieren, seltener freundlich mit ihm sprechen. Manchmal kommt es zum Dialog zwischen dem Kranken und seinen Stimmen.

- Gedankenlautwerden: Das gerade gedachte wird von einer Stimme laut ausgesprochen.

- Andere akustische Halluzinationen: Geräusche, Klopfen, Schritte, Summen; sie werden oft als   Signale aufgefasst und wahnhaft verarbeitet.

- Körperhalluzinationen: Sie werden im Körperinnern oder auf der Oberfläche (haptische, taktil) empfunden: Stechen, Brennen, Verdrehen von Körperteilen, sexuelle Empfindungen.

- Geschmacks- und Geruchshalluzinationen: Sie werden oft auf Gift in den Speisen oder auf Giftgas bezogen und in den Vergiftungswahn einbezogen.

- Optische Halluzinationen sind eher selten.

Beeinflussungserlebnisse, gemachte Erlebnisse

Sie gehören zu den typischen Ich- Störungen bei der Schizophrenie. Gedanken, Gefühle und Willensregungen werden als von außen gemacht, eingegeben, von einem fremden Willen gesteuert und manipuliert erlebt, der Kranke fühlt sich wie unter Hypnose.

Störungen des Ich- Erlebens

Gedanken und Gefühle, auch Teile des Körpers werden als fremd erlebt (Depersonalisation) oder als nicht mehr zum eigenen Ich gehörig. (Ich- Verlust) Es kann zu Gedankenausbreitung oder Ich- Entmächtigung kommen, sowie zu Störungen der persönlichen Identität.

Denkstörungen

Im Denken macht sich ein Mangel an ordnender Spannung bemerkbar, die eine Gedankenfolge in sich zusammenhält und auf eine Zielvorstellung hin ausrichtet. Das Denken entgleitet dem Kranken, es wird vage und faselig.

- Desintegration und Spalten im Denken: Es kommt zur Zerreißung, zum Auseinanderfallen der Denkvollzüge in Form des zerfahrenen Denkens. Das Denken verliert seinen logischen Zusammenhalt, es wirkt zerrissen, sprunghaft.

- Verbigeration   ist das stereotype, auch rhythmische Wiederholen von Wörtern, Satzteilen, sich reimenden Klangassoziationen.

- Kontaminationen   sind unübliche Zusammenfügungen von Wörtern zu neuen, verdichteten Begriffen, die dem Außenstehenden unverständlich sind.

- Wortneubildungen   (Neologismen) werden aus Wortteilen zusammengefügt oder völlig neu gebildet.

- Symbolhafte Beziehungen (Symboldenken) sind im schizophrenen Denken häufig.

- Übereinschließung   -bedeutet die übermäßige Einbeziehung nebensächlicher Bedeutungen in eine Vorstellung; das Zentrale, Wesentliche wird dabei verfehlt.

- Gedankendrängen: Gedanken jagen einander, oft zusammenhanglos, ohne feste Zielvorstellung.

- Sperrung: Plötzliche Unterbrechung des Gedankenganges, ohne den Faden wieder aufnehmen zu können.

Die beschriebenen Denkstörungen werden auch als **formale Denkstörungen** bezeichnet, im Unterschied zu den **inhaltlichen Denkstörungen** (Wahnideen, Zwangsgedanken)

- Die Sprechweise   ist oft geschraubt, bizarr, pathetisch, gestelzt oder umständlich, auch die Wortbetonung kann unnatürlich sein.

Affektive Störungen

Die Gefühlsäußerungen werden inadäquat, sie passen nicht zum Anlass. Der emotionale Kontakt, das affektive Mitschwingen, die feinen Modulationen des affektiven Ausdrucks können schwer gestört sein. Man kommt emotional an den Kranken nicht heran, er wirkt affektiv steif oder verflacht-gleichgültig.

Schizophrene Grundstimmung - Der Kranke kann wie abwesend wirken, mit in die Ferne gerichtetem Blick, oft in sich gekehrt, nicht erreichbar.

Angst wird zu Beginn der Psychose und in katatonen Zuständen oft elementar erlebt.

Auch depressive Verstimmungen können im Verlauf einer Schizophrenie vorkommen.

Ambivalenz

ist das gleichzeitige Nebeneinander gegensätzlicher, miteinander unvereinbarer Gefühle, Gedanken, Absichten.

Autismus

Sich-abkapseln und Sich-zurückziehen des Kranken, der in seiner Innenwelt versinkt und sich von der Umwelt abschließt und keinen Anteil mehr an ihr nimmt. Oft kommt eine Antriebsstörung hinzu.

Katatone Symptome

Störung der Psychomotorik einschließlich der Ausdrucksmotorik und des Sprechverhaltens.

- Katatoner Stupor: Bewegungs- und Reaktionslosigkeit bei voll erhaltenem Bewusstsein und Wahrnehmung der Umwelt

- Katalepsie: ist das Verharren in bestimmten Haltungen und Stellungen, ("Gliederpuppe")

- Katatone Erregung: Starke psychomotorische Unruhe und Erregung mit stereotypen Bewegungsabläufen, Schreien, Grimassieren, sich wälzen, um-sich-schlagen, Aggressivität, als Zeichen der Regression auch Einnässen, Einkoten, Spielen am Genitale, kleinkindliches Verhalten.

1.4 Eventuelle Folgeerscheinungen

SOZIAL:
- durch manifeste psychische Störungen kann es zum sozialen Abstieg kommen, oft erfolgt auch eine Frühberentung, die berufliche Wiedereingliederung ist schwierig.

- Starke Einschränkung oder Verlust der Selbständigkeit (Hospitalisierung, Einrichtung einer Pflegschaft, usw.)

- Es kommt zum Verlust von sozialen Kontakten - vor allem bei Residualsymptomatik fehlt dem Kranken die Fähigkeit, soziale Kontakte aufzubauen und zu erhalten, er zieht sich zurück, oder die Familie bzw. Freunde ziehen sich zurück, sie können mit der Krankheit nicht umgehen.

MEDIZINISCH / SOMATISCH
- Symptomverschiebung (Plussymptome verschwinden, Minussymptome treten in den Vordergrund)

- neue Schübe - mit jedem neuen Schub wird die Prognose ungünstiger, der Persönlichkeitsverfall stärker.

- Die Nebenwirkungen der Medikamente führen - vor allem bei der Langzeittherapie zum Parkinsonoid, zu Potenz und Libidostörungen.

- häufige Schübe in kurzen Abständen - Chronifizierung und Residualzustände (akut produktive Symptomatik tritt zurück, es kommt aber zur Wandlung der Person.)

- Bei zu hoher Dosierung der Medikamente kommt es zu Neurolepsie

- pharmakogene Depression

PSYCHOLOGISCH
- besteht erhöhte Gefahr der Suizidalität (z. B. bei Psychotikern, die Bilanz ziehen.)

1.5 Allgemeine therapeutische Intervention
(einschließlich kurze Erläuterung der Behandlungsziele)

- **Pflegerische** Betreuung im Sinne einer aktivierenden Pflege

- **Somatische** Therapie - An erster Stelle stehen Neuroleptika mit einer antipsychotischen Wirkung, sie unterdrücken produktive Symptome, fördern die Distanzierung des Kranken und schirmen gegen angsterzeugende Reize ab.

- **Beschäftigungstherapie** - Aktivierung der Eigentätigkeit und Freude am Selbstgeschaffenen, Heraustreten aus der autistischen Isolation mit Hilfe der Gruppe und den Interaktionen. Hier kann der Kranke im geschützten Rahmen neue Verhaltensweisen erproben.

- **Arbeitstherapie** - produkt- und leistungsorientiertes Training von Grundarbeitsfähigkeiten im handwerklichen, bürotechnischen und industriellen Bereich bzw. im Bereich der Dienstleistungen. Dieses gestaffelte Programm von der Werktherapie über das Arbeitstraining bis hin zur Belastungserprobung beinhaltet arbeitstherapeutische Bausteine wie Arbeitsanamnese, Arbeitsdiagnostik, Selbst- und Fremdeinschätzung sowie die Abklärung aller Reha- Maßnahmen, die in ihrer Gesamtheit die Planung der Therapieziele bestimmen.

- **Bewegungstherapie** - fördert das Erleben des Körpers, der eigenen Aktivität, das sich - Einstellen auf Andere, da die Bewegungstherapie meist in der Gruppe stattfindet.

- Auf **tiefenpsychologischem** Krankheitsverständnis basierende Angebote wie Gestaltungstherapie, Konzentrative Bewegungstherapie und Spieltherapie.

- Die **Psychotherapie**, die hauptsächlich analytisch orientiert ist, geht auf die Psychodynamik des Kranken ein.

- **Verhaltenstherapie** - strebt nach unmittelbaren Veränderungen des Verhaltens und der verzerrten Kognition.

- In der **Familientherapie** werden die Störungen zwischenmenschlicher Beziehungen bearbeitet.

- **Rehabilitationsmaßnahmen** z.B. Übergangswohnheime, Kontaktstellen, Tages- und Nachtkliniken, berufliche Neuorientierung.

Das Therapiekonzept soll patientenorientiert sein. Das gemeinsame Ziel ist eine möglichst große Selbständigkeit und Selbstverantwortung des Kranken (Hospitalisation vermeiden bzw. abbauen), und dass der Kranke lernt, mit seiner Andersartigkeit - sprich mit seiner Krankheit - zu leben.

2. Beschäftigungstherapeutische Behandlungsmöglichkeiten (Behandlungsziele- und methoden, Beispiele)

Schizophrene Patienten fühlen sich - vor allem in der akuten Phase - leicht verunsichert und überfordert. Sie haben Schwierigkeiten, Entscheidungen zu treffen, schnell weichen sie aus und ziehen sich zurück. Akute Symptome wie Halluzinationen, Unruhe usw. können immer wieder in die Therapie mit einfließen. Die Patienten sind leicht irritierbar und schnell abgelenkt. Sie arbeiten meist verlangsamt mit vielen Pausen.

Wichtig ist, darauf zu achten, dass die Therapie in einem klar strukturierten, übersichtlichen und ruhigen Raum stattfindet. Der Arbeitsplatz soll klar und überschaubar sein, nur das, was zum Arbeiten benötigt wird, auf der Arbeitsfläche bereitliegen. Die BT sollte ihre Sätze kurz, einfach und eindeutig formulieren. Um den Patienten nicht zu verunsichern, ist es wichtig, dass er über längerer Zeit kontinuierlich von der gleichen BT betreut wird und auch die Zeiten und Räume die gleiche sind (Struktur).

Am Anfang steht am günstigsten die kompetenzzentrierte Einzeltherapie. Die BT und der Patient haben so die Ruhe und die Zeit, Kontakt anzubahnen und eine Vertrauensbasis aufzubauen, ohne dass der Patient abgelenkt wird. Am besten werden Techniken angewandt, die überschaubar und klar abgegrenzt sind und einen vorgeschriebenen Arbeitsgang haben, z.B. Peddigrohr, Weben, Makramee, Holz. Während der Therapie sollte die BT auf die Reaktionen des Patienten achten, um ihm Rückmeldungen über Verhalten und Arbeiten zu geben. Das Arbeiten muss in kleinen Schritten erfolgen, der Patient braucht viel Zeit, um seine Aufgaben bewältigen zu können.

Zu Beginn sollte die BT einen Befund erheben und eine Zielsetzung formulieren. Eine kontinuierliche Begandlungsdokumentation über den Verlauf der Therapie erleichtert ihr die Kontrolle über die Zielsetzung, die ständig überprüft und gegebenenfalls korrigiert werden soll. Das Ziel der Einzeltherapie ist die Herstellung der zwischenmenschlichen Beziehung über den sozioemotionalen Weg.

Wenn die Kommunikations- und Kontaktschwierigkeiten sowie die Konzentrationsstörungen soweit überwunden sind, kann eine langsame Hinführung zur Kleingruppe erfolgen.

In der Kleingruppe (3 - 4 Patienten) muss der Patient die Kontaktaufnahme mit mehr als nur einer Person bewältigen, die BT als Bezugsperson für alle tritt etwas in den Hintergrund. Die Gruppe bietet dabei einen Rahmen der Geborgenheit. Der Patient kann hier in spielerischer Form Selbständigkeit lernen. Zielsetzung: langsames überleiten zu größeren Aktivitätsgraden (8 - 10 Patienten) mit eventuellem Therapeutenwechsel.

Während in der Einzeltherapie und der Kleingruppe die Techniken und Materialien meist von der BT vorgeschlagen und dem Patienten angeboten werden, sollte der Patient bei dem Eintritt in eine größeren Gruppe selbständig genug sein, selbst auszuwählen und auszuprobieren, was er machen möchte. Dadurch wird das Arbeiten realitätsbezogener, Ausdauer und Konzentration können am selbstgewählten Werkstück geübt werden.
Das Ziel: der Patient soll fähig sein, sich in einer großen Gruppe frei zu bewegen, sich an Diskussionen zu beteiligen, Situationen zu überschauen, Entscheidungen selbst zu treffen und Verantwortung zu übernehmen. überleiten zu mehr realitätsbezogenen Gruppen (AT) und vermehrtes Sozialtraining. In diesem Stadium sollte es möglich sein, die Stundenpläne gemeinsam mit dem Patienten auszuarbeiten.

3. Allgemeine Daten des Patienten

Name:	Herr M.
Alter:	48 Jahre
Aufnahmedatum:	11. 4. 1995
Unterbringung:	per Betreuungsunterbringungsbeschluss
Station:	Station 30 (geschlossene gemischtgeschl. Stat.)
	ab 8. 6. 1995 Station 31 (offene gemischtgeschl. Stat.)

3.1 Diagnose

- Pfropfpsychose
- Geistige Behinderung - fraglich im Rahmen eines hirnorganischen Psychosyndroms

3.2 Soziale Anamnese
einschließlich Gesamtsituation (sozial und beruflich) zwischen den Krankheitsphasen

Alle Angaben zur sozialen Anamnese sind der Krankenakte oder den Aussagen von H. M. entnommen.

H. M. ist das älteste von insgesamt 4 Kindern, er hat noch 3 jüngere Schwestern. Die Mutter ist 78 Jahre alt und gesund. Der Vater ist vor ca. 10 Jahren verstorben (Patientenaussage)

Er besuchte eine Sonderschule, die er ohne Abschluss verließ. Er steht auf der Entwicklungsstufe eines Kindes. Er habe wohl lesen gelernt, sei dann irgendwann ganz verwirrt geworden und blieb zu Hause. Er hat keine Berufsausbildung und ist nie einer Tätigkeit nachgegangen. Die Mutter habe immer "die Hand über ihn gehalten", habe trotz dringendem Rat verhindert, dass er in einer WfbM ging, habe ihn immer zu Hause gehalten. Sie bagatellisiere die Situation, wolle die Probleme nicht wahrhaben. Er sei früher öfter mal irgendwo hingegangen, sei auch schon mal über Nacht weggeblieben, fand aber immer zurück. Er habe keine Interessen oder Hobbys, seine einzige Beschäftigung bestehe darin, den ganzen Tag fernzusehen. Er habe keine Freunde oder Bekannte. Außer zu seiner Mutter, zu seiner jüngsten Schwester sowie deren Mann habe er zu niemandem Kontakt. Er habe ein Mansardenzimmer im Haus der Mutter. (Aussagen der Schwester, der Krankenakte entnommen)

Laut Akte des SPZ (Sozialpsychiatrisches Zentrum) gab es im Jahre 1974 einen kurzen Kontakt zu Herrn M. Damals wurde nach eingehender Untersuchung testiert, dass er an einem "Folgezustand nach frühkindlicher Hirnschädigung mit höhergradiger geistiger Schädigung" leide, nicht in der Lage sei, seinen Lebensunterhalt selbst zu verdienen, daher dringend auf Gewährung von Sozialhilfe angewiesen sei.

Mit Schreiben vom 5. Oktober 1994 regt die Schwester von Herrn M. die Betreuung für ihren Bruder für die Aufgabenbereiche

- Gesundheitsfürsorge
- Bestimmung des Aufenthaltsortes und
- Regelung der Vermögensangelegenheiten an.

Sie begründet ihren Antrag damit, dass er in der letzten Zeit sehr "schwierig" geworden sei, z. B. pflege er sich nicht mehr. Da er nicht für sich alleine sorgen kann, muss überlegt werden, ihn in einer Einrichtung unterzubringen. Aus der Familie möchte niemand die Betreuung übernehmen.

Das Sozialamt der Stadt XXX, Betreuungsstelle, berichtet dem Gericht am 15. November 1994 im Rahmen der Sachverhaltsklärung. In diesem Schreiben heißt es unter anderem:

"Der Betroffene vernachlässigt sowohl seine Körperpflege als auch seine Kleidung. Von ihm ging ein sehr unangenehmer, penetranter Geruch aus. Er war mit einem von Flecken übersäten Schlafanzug bekleidet. Er konnte keine konkrete Antwort auf irgendeine an ihn gestellte Frage geben, und wurde zunehmend erregter und lauter. In dem längeren Gespräch war permanent eine unterschwellige Aggressivität vorhanden."

Weiter heißt es in dem Schreiben: ..."Beurteilung: Der Betroffene ist weitestgehend auf die Hilfe anderer angewiesen, sowohl im psychischen als auch in physischen Bereichen. Es wird Geschäftsunfähigkeit für die Bereiche

- Vermögensangelegenheiten
- Aufenthaltsbestimmung
- Gesundheitsfürsorge
- Post- und Telefonkontrolle sowie
- Behördenangelegenheiten beantragt.

Eine Regelung für freiheitsbegrenzende bzw. - entziehende Maßnahmen erscheint zunächst nicht erforderlich. Die Wohnung sollte evtl. aufgelöst werden, falls Hr. M. in eine Einrichtung verlegt werden sollte.

Die Behandlungschancen und -möglichkeiten sind aus nervenärztlicher Sicht nicht eindeutig einzuschätzen, es wird aber davon ausgegangen, dass durch Psychopharmaka eine gewisse Stabilisierung erreicht werden kann. Da es möglich ist, dass Hr. M. sich gegen die Gabe von Medikamenten wehren wird, müsste die Behandlung evtl. unter Anwendung von Zwang in Form von Injektionen erfolgen. Diese Therapie könnte zunächst ambulant versucht werden. (Angaben aus der Krankenakte)

3.3 Medizinische Anamnese einschließlich:

- Verläufe ausgebrochener Krisen/Episoden
- Umstände der jetzigen Aufnahme und aktuelle Problematik

Zur medizinischen Anamnese konnte Hr. M. keinerlei Angaben machen. Er könne sich an nichts erinnern, weder an Kinderkrankheiten noch an sonstige Erkrankungen. Die Angaben stammen ausschließlich aus der Krankenakte.

Zur früheren Entwicklung konnte auch die (jüngere) Schwester nur sehr vage Angaben machen:

Hr. M. hatte im Alter von 13 Jahren einen Verkehrsunfall erlitten, wodurch die Schäden entstanden, die einer geistigen Behinderung entsprächen. 1974 wurde im SPZ nach einer Untersuchung getestet, dass er an einem "Folgezustand nach frühkindlicher Hirnschädigung" leide. Die dauernde Erwerbsunfähigkeit betrage 100%. Von der Schwester war zu erfahren, dass Hr. M. "immer schon" schnell gereizt reagierte, sich dies jedoch in den letzten Jahren aber erheblich gesteigert habe zu massivem Schimpfen und Beleidigungen sobald jemand Kontakt zu ihm aufnähme. Er reagiere unterschiedslos jedem gegenüber so. Nachts singe er häufig laut, bete auch gelegentlich, störe die Nachtruhe der Umgebung.

Bei einem erneuten Besuch im März 1995 kommt die Psychiaterin zu dem Schluß, "...dass sich bei Herrn M. neben einer primären - eher leichten - geistigen Behinderung eine psychische Erkrankung entwickelt hat, die zu erheblichen Kommunikationsstörungen und damit zu Konflikten mit der Umgebung geführt und sich gerade in der letzten Zeit zugespitzt haben. Es bestehe der Verdacht, dass es sich um eine sog. Pfropfpsychose handelt, eine Erkrankung, die u.a. einer medikamentösen Behandlung zugänglich ist.

Es bestehe keinerlei Krankheitseinsicht, Kontaktversuche und Hilfsangebote werden gereizt und verbal aggressiv abgewehrt, der Umgang mit ihm gestaltet sich immer schwieriger, seine Versorgung sei nicht mehr gewährleistet, da Rückzug und Vernachlässigung der eigenen Pflege und die Immobilität zu weiteren gravierenden Gesundheitsschäden und Verwahrlosung führen. Hr. M. selbst ist zu einer Einschätzung seiner Situation und einer realitätsorientierten Entscheidung nicht in der Lage und damit als nicht geschäftsfähig einzuschätzen."

Sie beantragte die stationäre Behandlung unter geschlossenen Bedingungen auf der Rechtsgrundlage des BTG mit richterlicher Genehmigung.

Nach der gerichtlichen Entscheidung erfolgte die Aufnahme am 11. 4. 1995.

Zustandsbild bei der Aufnahme:

Wach, Orientierung deutlich eingeschränkt, im Gedankengang verlangsamt, schwerbesinnlich, "Vorbeireden", kritikgemindert, inhaltlich keine sicheren Hinweise auf Wahnwahrnehmungs-Störungen Eine Untersuchung zur Feststellung des Grades der Intelligenzminderung war nicht möglich, Hr. M. war nicht in der Lage, irgendeine Aufforderung auszuführen.

Aktuelle Medikation: Hr. M. erhält z.Z. keine medikamentöse Therapie

4. Ergotherapeutischer Befund und Problemstellung
(Erhoben am 15. Mai 1995)

4.1.1 Erster Kontakt

Ich lernte Herrn M. am 2. Tag meines Praktikums kennen. Wir wurden uns gegenseitig von der behandelnden Ergotherapeutin, Frau XXX vorgestellt. Hr. M. wiederholte das Wort "Praktikantin, ja, ja," und nickte mehrmals. Anschließend sagte er etwas völlig unpassendes - "ja, ja, sowas muss man nicht haben". Kurze Zeit später verließ er die Räume der BT.

4.1.2 Äußeres Erscheinungsbild

Hr. M. ist ca. 50 Jahre alt, etwa 178 cm groß und normalgewichtig.
Er hat dunkelgraue Augen, schulterlange, graue Haare die selten gewaschen und nicht gekämmt sind, sowie einen grauen, zotteligen Vollbart, der ihm bis auf die Brust hängt. In den Augenwinkeln kleben angetrocknete Sekrete, im Bart, der verfilzt ist, hängen Essensreste. Die Fingernägel sind extrem kurz und unregelmäßig gezackt. Mittel- und Zeigefinger der rechten Hand weisen Gelbfärbungen auf. Die Gesichtsform ist länglich, die Hautfarbe blass. Die Lippen sind rissig, die Zähne sanierungsbedürftig und nicht geputzt.

Seine Kleidung ist meistens sauber, der Situation und der Jahreszeit angepasst, und besteht meist aus einer Baumwollhose, einem Hemd, (beide zu groß), Socken und Pantoffeln. Er wechselt die Bekleidung nur selten und nur wenn er dazu aufgefordert wird.

4.1.3 Psychomotorik (Ausdrucksverhalten)

Hr. M. schaut seinen Gesprächspartner nur sehr selten, für einen kurzen Augenblick an, aber nur wenn er direkt angesprochen wird. Nach dem Blickkontakt sieht er in eine andere Richtung, er hält den Augenkontakt nicht über längere Zeit aufrecht. Zwischendurch schließt er die Augen für mehrere Sekunden. Ist er mit anderen Patienten zusammen in einem Raum, ist sein Blick starr auf eine Stelle auf dem Boden gerichtet, er "verharrt" bewegungslos in der gleichen Stellung, auch über längere Zeit (bis zu einer halben Stunde).

Seine Haltung ist sowohl im Sitzen als auch im Stehen aufrecht, die Schultern und der Kopf hängen etwas nach vorn. Das Gangbild ist langsam, zögernd, fast schlurfend, als würde Hr. M. sich jeden Schritt, den er tut, vorher überlegen, die Arme schwingen kaum mit.

Die Hände sind ruhig, es ist kein Zittern zu erkennen. Hr. M. läßt sie einfach herunter hängen, wenn er steht, oder legt sie in den Schoß. Von Zeit zu Zeit macht er Bewegungen, als würde er eine Fliege von seiner Hose oder von seinem Hemd verscheuchen wollen. Er wiederholt diese Bewegungen mehrmals kurz hintereinander, an verschiedenen Stellen seiner Bekleidung. Er schüttelt schon mal den Bleistift mit einer ruckartigen Bewegung, wie ein Fieberthermometer. Manchmal entfernt er auch Fäden, die ich nicht sehe, von seiner Hose.

Die Füße stehen nebeneinander auf der Erde, im Sitzen werden die Beine nicht überkreuzt. Die Bewegungen sind insgesamt verlangsamt, schwerfällig, gehemmt und schwunglos.

Mimik und Gestik wird sehr sparsam eingesetzt, sie beschränkt sich auf ein gelegentliches Streicheln der Haare oder des Bartes. Der Gesichtsausdruck ist maskenhaft starr, der keine Gefühlsäußerungen zeigt.

Die Sprache ist rauh, in der Lautstärke wechselnd, auch innerhalb eines Wortes. Sie ist gut verständlich. Die letzten Silben einzelner Wörter werden oft gedehnt und gesenkt. Hr. M. wiederholt immer wieder mal die letzten Worte seines Gesprächspartners zustimmend, aber auf Nachfragen zeigt sich, dass er den Sinn nicht verstanden hat. Der Wortschatz ist auf einfache Wörter der Umgangssprache beschränkt.

4.1.4   Emotionaler Bereich (Affekte)

Die Äußerung der Gefühle sind bei Hr. M. abgeflacht, eingeengt. Das einzige, was er zeigt, ist leichte Empörung über sich selbst, wenn er glaubt, einen Fehler gemacht zu haben. Dies äußert er verbal ("sehen Sie, das ist doch falsch!") Er hebt dabei die Stimme, die Lautstärke wird ein klein wenig lauter als sonst.

Die Vielfalt der Gefühlslagen wie Lust, Freude, Trauer, Wut usw. wird von Hr. M. nicht ausgedrückt, die Stimmung ist immer gleich, ohne nennenswerte Schwankungen, die emotionale Schwingungsfähigkeit ist gering.

Die Frustrationstoleranz ist gering, er gibt sehr schnell auf, wenn ihm eine Aufgabe nicht auf Anhieb gelingt. (Dabei legt er einfach den Stift auf den Tisch und hört auf zu arbeiten). Er hat ein geringes Selbstvertrauen in seine manuellen und kognitiven Fähigkeiten. (Zum Beispiel sagt er sehr oft "das kann ich nicht") Er traut sich nichts zu, vermeidet neue oder unbekannte Situationen, ist schnell ratlos, weiß sich in solchen auch nicht zu helfen.

4.1.5   Kognitiver Bereich

Hr. M. ist zur Person, Zeit, Ort und Situation desorientiert, wobei ein Teil der Angaben zeitweise richtig sind. (z.B. dass er in Köln ist - aber nicht, in welchem Stadtteil und welchem Krankenhaus oder welche Station. Er weiß nicht, welches Jahr, Jahreszeit oder welchen Monat wir haben. Er weiß, dass er im Oktober geboren wurde und wie er heißt)

Hr. M. hat sehr große Schwierigkeiten, sich zu konzentrieren, er ist stark ablenkbar, die Selektions- und Diskriminationsfähigkeit eingeschränkt (bei jeder Bewegung draußen schaut er aus dem Fenster) unaufmerksam, manchmal auch an Details haftend (ein Punkt beim Schreiben wird besonders lange und sorgfältig 'gemalt', wird dabei immer größer).

Gestellte Aufgaben müssen in kleinste Schritte zerlegt werden, und selbst dann hat er Probleme, diese zu verstehen oder durchzuführen. Komplexe Aufgaben versteht er nicht.

Die Assoziationen sind oft inadäquat, zum Beispiel antwortet er auf die Frage wie es ihm geht mit: "Ja, ja, ich habe ja keine Frau" o. ä. Versucht man seine Aufmerksamkeit auf sich zu lenken, und stellt die gleiche Frage noch einmal, so kommt meistens eine adäquate Antwort, die vom Inhalt aber nicht unbedingt stimmt (Widersprüche zu den Angaben in der Akte).

Hr. M. kennt die Buchstaben und Zahlen, hat aber Probleme zu lesen, zu schreiben oder zu rechnen. So werden z. B. zweistellige Zahlen verkehrt gelesen und geschrieben; Additions- und Subtraktionsaufgaben im Zahlenraum bis 10 kann Hr. M. lösen, bei Überschreitung dessen nennt er wahllos irgendwelche Zahlen als Lösung. Er ist nicht in der Lage längere Wörter und einfache Texte Sinn erfassend zu lesen. Beim Schreiben einfacher Wörter aus dem Gedächtnis läßt er die mittleren Silben aus, schreibt nur die Anfangs- und die Endsilbe.

Beim mündlichen Sprachgebrauch macht Hr. M. hin und wieder grammatikalische Fehler.

Die Kreativität im Hinblick auf Problemlösungsverhalten ist sehr stark eingeschränkt. Er kommt z.B. nicht auf die Idee, ein Lineal zu benutzen, wenn er eine gerade Linie ziehen soll, oder den Bleistift zu spitzen, wenn er stumpf ist. Ebenso sind die instrumentellen Fähigkeiten stark eingeschränkt - er weiß beispielsweise nicht, wie man einen Lineal oder einen Bleistiftspitzer benutzt.

4.1.6 Sozioemotionaler Bereich (Interaktion)

Hr. M. geht von sich aus nicht auf andere zu, um Kontakt herzustellen. Wird er angesprochen, antwortet er freundlich, zustimmend. Hier gibt es zwischen meinen Beobachtungen und den Eintragungen in der Akte einige Widersprüche: Laut Akte reagiert er auf Ansprache durch das Pflegepersonal oft verbal aggressiv, ebenso nach Angaben der Angehörigen, vor allem, wenn er etwas tun soll, was er nicht möchte, z.B. sich duschen, Zähne putzen, oder essen. Solches Verhalten konnte von mir selbst bisher nicht beobachtet werden.

Eine verbale Auseinandersetzung mit anderen beschränkt sich meist auf ein Wiederholen der letzten Worte des Gesprächspartners. Eine eigene Meinung wird nicht vertreten. Wünsche und Bedürfnisse werden nicht geäußert, es gehe ihm gut, es sei alles klar.

Zu den Mitpatienten pflegt Hr. M. keine Kontakte, er kennt nicht die Namen seiner Zimmernachbarn, hat keine Freunde oder irgend jemanden, mit dem er sich unterhalten würde, oder zu dem er irgendeine Art von Beziehung aufgebaut hätte. Bis jetzt hat er sich auf der Station völlig isoliert. Er zeigt Toleranz - bis hin zur Gleichgültigkeit - gegenüber dem sonderbaren Verhalten der Mitpatienten. Hält er sich mit anderen Patienten im Raum auf (z. B. Tagesraum), setzt er sich nicht zwischen sie, sondern abseits auf einen "einsamen" Stuhl. Er bleibt mit sich selbst beschäftigt, reagiert nur auf direkte Ansprache. Tagsüber sitzt Hr. M. oft auf dem Flur oder vor dem BT - Raum auf einem Stuhl - meistens auf dem gleichen. Er beteiligt sich nicht an den Gesprächen. An der Stationsversammlung beteiligt er sich nicht aktiv, bei der Vergabe von Aufgaben und "Ämtern" ist er ebenfalls passiv.

Hr. M. bemüht sich nicht darum, Nähe zu anderen herzustellen. Wird die Nähe von anderen hergestellt, wie z.B. in der Situation der Therapie, wo es bei bestimmten Tätigkeiten (Handführen bei Peddigrohr) zu einem unmittelbaren Kontakt der Hände kommt, läßt er nicht erkennen, ob ihm dies unangenehm wäre, er weicht auch nicht aus, er "erträgt" die Nähe.

Absprachen versucht Hr. M. einzuhalten, - wenn er sie nicht vergisst. Zum Beispiel wurde die morgendliche Einzeltherapie am Anfang öfter von ihm verschlafen. Das änderte sich jedoch nach ein paar Tagen.

4.1.7 Lebenspraktischer und Freizeit-Bereich

Hr. M. ist mit den meisten Dingen des täglichen Lebens überfordert. Er kann seine Mahlzeiten selbst zu sich nehmen - aber schon einfachste Tätigkeiten, die der Zubereitung von Speisen dienen, schafft er nicht. Laut Akte verweigert Hr. M. oft die Mahlzeiten, sein Teller bleibt unberührt. Das gleiche gilt für die Körperpflege: Ohne "Drängen" von außen vernachlässigt er seinen Körper bis zur Verwahrlosung. Hier im Klinikum hat er die Auflage, sich jeden Morgen die Zähne zu putzen, dreimal wöchentlich zu duschen und die Kleidung zu wechseln. Er muss dabei jedesmal "überredet" werden, dies zu tun. Oft weigert er sich.

Soweit aus der Akte ersichtlich ist, bestand die einzige Freizeitaktivität, die Hr. M. vor der Krankenhausaufnahme hatte, aus Fernsehen. Er hat keine Hobbys oder irgendwelche Interessen. In der BT ist es schwierig, ihn zu einer Aktivität zu motivieren, er "kann das nicht" - ist seine Begründung - oder "das hab ich noch nie gemacht".

4.2 Ergotherapeutische Problemstellung

4.2.1 Bisherige ergotherapeutische Behandlungen

Hr. M. wird zum erstenmal im Krankenhaus behandelt, hat daher auch noch keine Erfahrungen mit Ergotherapie. Seit seiner Aufnahme am 11. 4. 1995 hat er am Angebot der "offenen BT" nicht teilgenommen. Am Tag meiner Befunderhebung wurde "Einzeltherapie" verordnet. Von der Ergotherapeutin wurden leichte Übungen zur Konzentration gemacht, da dies die Voraussetzung und Grundlage für weiteres Arbeiten ist. Nach 4 Tagen wurde die Behandlung dann von mir übernommen.

4.2.2 Zusammenfassung des erhobenen Befundes (Benennen der Fähigkeiten und Defizite)

Die Fähigkeiten von Hr. M.:

- Auf freundliche Ansprache reagiert er auch freundlich.
- Er versucht, sich an Absprachen zu halten, und
- ist bereit, an der BT teilzunehmen.
- die Sprache ist problemlos zu verstehen,
- Hr. M. hat eine ruhige Hand, ohne Tremor.
- Er kann die Buchstaben lesen und abschreiben und einfache Wörter lesen.
- Die Zahlen im Zahlenraum bis 10 können von ihm richtig gelesen und
- in diesem Zahlenraum kann Hr. M. addieren und subtrahieren.

Die Defizite sind sehr vielschichtig:

- Er geht nicht von sich aus auf andere Menschen zu, er versucht, Kommunikation zu vermeiden
- Herr M. drückt mit seiner ganzen Haltung, Gestik und Mimik aus, dass er mit seiner Umgebung nicht in Kontakt treten will - oder kann.
- kaum Auseinandersetzung - weder verbal noch averbal - mit anderen,
- Wünsche und Bedürfnisse werden nicht geäußert,
- pflegt keinen Kontakt zu Mitpatienten oder Personal
- ist an nichts interessiert, was um ihn herum passiert,
- zieht sich zurück, beteiligt sich an nichts,
- hat keine Interessen und Hobbys,
- Eigenmotivation ist sehr gering,
- Körperpflege wird unzureichend und nur auf Aufforderung ausgeführt,
- häufiges Verweigern der Nahrung.
- keine Äußerung der Gefühle,
- geringes Selbstvertrauen in die eigenen Fähigkeiten,
- die emotionale Schwingungsfähigkeit ist gering,
- die Orientierung, Konzentration und die Aufmerksamkeit sind stark eingeschränkt,
- oft nicht nachvollziehbare Assoziationen, Denkstörungen
- Zweistellige Zahlen werden verkehrt gelesen und geschrieben,
- keine Rechenoperationen über 10
- Schwierige Wörter können nicht aus dem Gedächtnis geschrieben werden,
- das Problemlösungsverhalten und
- die instrumentellen Fähigkeiten sind sehr stark eingeschränkt.

4.2.3 Bewertung und Reflexion des Befundes

Bei Hr. M. sind die Selbstwahrnehmung und das Ich - Erleben schwer gestört. Dies zeigt sich in seinem geringen Selbstvertrauen, in dem er seine Gefühle, Wünsche und Bedürfnisse nicht äußert, in der geringen emotionalen Schwingungsfähigkeit, aber auch in der Vernachlässigung seines Körpers bis hin zur Verwahrlosung einschließlich Verweigerung der Nahrungsaufnahme. Er hat große Probleme im Bereich der Kommunikation mit anderen und der Kontaktaufnahme, die sich sehr vielfältig zeigen: Rückzug in sich, keine Teilnahme an den Geschehnissen der Umgebung, keine Reaktion auf andere, fehlende Auseinandersetzung mit anderen.

Hr. M. zeigt keine Eigenmotivation etwas zu tun - weder für sich noch für andere. Seine einzige Vorliebe ist das Fernsehen, ansonsten hat er weder Interessen noch Hobbys. Wie aus der Sozial-Anamnese ersichtlich ist, ist er nie einer Tätigkeit nachgegangen, da er wegen einer geistigen Behinderung zu 100% Schwerbehindert ist. Eine Tätigkeit in einer Behindertenwerkstatt hat die Mutter von Herrn M. verhindert. Wieweit die schweren Beeinträchtigungen im kognitiven Bereich (Konzentration, Aufmerksamkeit, Aufnahme- und Merkfähigkeit, Lesen, Schreiben, Rechnen, instrumentelle Fähigkeiten, Problemlösungsverhalten, Orientierung usw.) durch die psychische Erkrankung noch verstärkt wurden, kann ich nicht beurteilen. Tatsache ist, dass Hr. M. bereits nach kurzer Zeit der Behandlung Fortschritte gemacht hat.

5. Zielsetzung und therapeutischer Weg

5.1.1 Fernziele (Behandlungsziele) und Begründung

Das Rehabilitationsziel bei Herrn M. ist eine Entlassung in ein Heim, da er selbst nicht mehr in der Lage ist, für sich zu sorgen. Dieses Ziel wurde für Herrn M. von anderen gesetzt, u.a. von den Ärzten, dem gerichtlich bestimmten Betreuer und den Angehörigen.

Er sollte in der Lage sein, einfache Entscheidungen zu treffen und diese auch anderen mitzuteilen. Das Wissen darum, dass er einen eigenen Willen hat und eigene Entscheidungen treffen kann, dient den (ergotherapeutisch) wichtigen Zielen, dem Aufbau von Selbstvertrauen in die eigenen Fähigkeiten und der schrittweisen Förderung und Stärkung seines Selbstwertgefühls. Hr. M. hat durch die ungünstigen sozialen Umstände wahrscheinlich nie das Gefühl kennengelernt, "etwas zu gelten", selbst etwas geschafft zu haben oder jemand zu sein, der von den Mitmenschen wichtig genommen wurde.

5.1.2 Nahziele und Begründung

Um überhaupt arbeiten zu Können, ist ein Mindestmaß an Konzentration nötig. Hr. M. sollte in der Lage sein, über einen - zunächst sehr kurzen, später immer größeren Zeitraum - bei einer Tätigkeit konzentriert dabei sein zu Können.
Verbesserung der Orientierung zur Person, Ort und Zeit um seiner Existenz Struktur zu geben, und ihm zu der Erkenntnis zu verhelfen, dass er ein Individuum ist.

5.1.3 Mittelfristige Ziele und Begründung

Er sollte lernen, eigenständig und pünktlich in die BT zu kommen. Dies setzt eine Eigenmotivation und zeitliche Orientierung voraus.

Aufbau von Vertrauen zur BT im allgemeinen und zu mir als Therapeutin

Er sollte in der Lage sein, innerhalb des Klinikums selbst zur Kasse zu gehen, Geld abzuheben von seinem Taschengeldkonto, und im Kiosk dafür etwas zu kaufen, was er möchte. (ADL- Training)

5.2 Aufzeichnung des Therapeutischen Weges
(pro Ziel 2 Tätigkeiten als Beispiele angeben)

Zu 5.1.1 Fernziele:

Tätigkeiten /Medien:	- Peddigrohrkorb flechten Das Selbstwertgefühl erfährt eine Steigerung da man das Wachsen eines Produktes sieht und etwas Nützliches hergestellt hat. Hohe soziale Anerkennung bei der Familie - "sowas tolles hast du selber gemacht?" - Spazierengehen im Park Ermöglicht Herrn M. eigene Entscheidungen zu treffen, die er mir mitteilt, z.B. Fahrstuhl oder Treppe nehmen? Über die Wiese gehen oder auf dem Weg bleiben? Rechts oder links entlang? Auf die Bank setzen oder weitergehen?
Verfahren/Methode:	- Kompetenzzentrierte Methode - verlorengegangene oder nicht vorhandene Fähigkeiten trainieren.

Grundhaltung:	- Bei der Arbeit mit Peddigrohr habe ich mit einer gleich- bleibenden Geduld und viel positiver Verstärkung in Form von Lob versucht zu vermitteln, dass Hr. M. durchaus in der Lage ist, etwas selbst zu tun. - Bei den Spaziergängen im Park konnte er erfahren, dass ich seine Entscheidungen akzeptiere und annehme.
Sozialform:	- Einzeltherapie
Arbeitsplatz:	- Raum der Beschäftigungstherapie, nach Möglichkeit immer der gleiche Arbeitsplatz, da dies die Orientierung erleichtert. Der Tisch ist aufgeräumt und enthält nur die benötige- Gegenstände, damit keine zusätzliche Ablenkung da ist. - Parkanlage

Zu 5.1.2 Nahziele:

Tätigkeiten/Medien:	- Konzentrationsübungen (Linie, Wellenlinie, Zickzacklinie nachzeichnen und nachschreiben, einfache geometrische Formen zeichnen) - Tägliches Einstellen der Uhrzeit, Aufschreiben des Datums. - Das Spiel "Jahreszeiten - Lotto" als Orientierungshilfe im Bereich der zeitlichen Orientierung, dabei Herstellen von Beziehungen zur persönlichen Entwicklung, Lebenssituationen (Weihnachten - Schule - Ferien - Karneval)
Verfahren/Methode:	- Kompetenzzentrierte Methode
Grundhaltung:	- Bei den Übungen zur Konzentration und Orientierung sind geduldiges Erklären, Reflektieren und vorsichtiges Korrigieren die wichtigsten Leitfäden für die Grundhaltung.
Sozialform:	- Einzeltherapie
Arbeitsplatz:	- Räume der BT, aufgeräumter Tisch, auf dem nur das Benötigte liegt, um unnötige Ablenkungen zu vermeiden. Nach und nach sollte Hr. M. die benötigten Materialien selbst zusammenstellen und auf den Tisch legen. Bei den Tätigkeiten, die Schreiben erfordern, saß Hr. M. immer so, dass der Lichteinfall von links kam.

Zu 5.1.3 Mittelfristige Ziele:

Tätigkeiten/Medien:	- Peddigrohr - in der Hoffnung, dass ihm die Tätigkeit etwas Spaß macht, und Hr. M. von sich aus zur BT kommt. - Gemeinsames Aufsuchen der Kasse des Klinikums, vorheriges Besprechen der benötigten Schritte - was muss vorher getan werden, wenn man Geld abholen möchte. - Gemeinsame Überlegung, was er von dem Geld kaufen könnte, welche Bedürfnisse sind da.
Verfahren/Methode:	Kompetenzzentrierte Methode

Grundhaltung	Ermunternd, beobachtend und korrigierend bei der Peddig-rohrarbeit und der Versuch, Interesse für die Arbeit zu wecken. Beim ADL- Training ermutigende, aufmunternde und stützende, auch erklärende Grundhaltung.
Sozialform:	Einzeltherapie, wobei Kontakt zu anderen hergestellt werden kann / muss. (=kann: zu den Mitpatienten, die ebenfalls in der Warteschlange stehen; Muss zur Kassiererin).
Arbeitsplatz:	- Für die Peddigrohrarbeit wie oben bereits beschrieben, - Beim ADL- Training ist der Arbeitsplatz z.T. im Stationszimmer, wo Hr. M. um seinen Kontoauszug bittet, z.T. im Kassenraum des Klinikums, z.T. im Kiosk wo er etwas einkauft. Auf die Gestaltung dieser Räume habe ich keinen Einfluss, d.h. Herr M. muss - zunächst mit meiner Hilfe, später alleine - mit den gegebenen Umständen zurechtkommen.

5.3 Behandlungsverlauf mit Bewertung

Bis zu dem Zeitpunkt des Behandlungsbeginns durch mich machte Hr. M. Übungen zur Verbesserung der Konzentration. Diese führte ich zunächst auch weiter mit ihm durch, und erweiterte sie langsam. Die Übungen bestanden darin, eine Linie, Wellen- oder Zickzacklinie zu zeichnen. Auch verschiedene geometrische Formen wie Kreis, Drei- und Viereck sollten von Herrn M. nachgezeichnet werden. Die jeweiligen Begriffe sollten unter die Figuren geschrieben werden. Seine Konzentrationsfähigkeit betrug am Anfang wenige Minuten, und wurde allmählich länger. So ist er zum Zeitpunkt der Sichtstunde durchaus in der Lage, etwa 30 Minuten an einem Werkstück zu arbeiten. Er benötigt dabei von Zeit zu Zeit eine kurze Pause, deren Anfang und Ende er selbst bestimmt.

Um die zeitliche Orientierung zu verbessern, beinhaltete jede Therapieeinheit am Anfang das Einstellen seiner Uhr auf die richtige Zeit (leider blieb das Ding jeden Tag stehen!) und das Aufschreiben des aktuellen Datums am Ende der Therapieeinheit. Ganz zu Beginn der BT kam Herr M. herein, stellte sich mit starrem Blick mitten im Raum hin und blieb dort stehen. Allmählich lernte er, die benötigten Gegenstände zusammenzustellen, und diese nach der Einheit wieder wegzuräumen. Er ging dabei immer nach dem gleichen Muster vor, holte z.B. zuerst seine Arbeitsmappe, dann Bleistift und Radierer. Diese "Zeremonie" vermittelte ihm Sicherheit, und ein kleines Vertrauen darin, dass die Gegenstände am nächsten Tag tatsächlich noch genau da lagen, wo er sie hingelegt hat.

An die Konzentrationsübungen schloss ich nach ca. 10 Tagen das Spiel "Jahreszeiten - Lotto" an, bei dem einfache Bilder, die besondere Ereignisse darstellen, (Weihnachten, Karneval, Ostern u.s.w.) zu den jeweiligen Monaten zugeordnet werden müssen. Hr. M. zeigte hin und wieder etwas mehr Motivation als vorher, er bemühte sich zumindest die Bilder auf die richtigen Felder zu legen. Die Bilder verknüpften wir mit eigenen Erlebnissen, Erinnerungen. Auf meine Fragen antwortete er sehr oft mit "das weiß ich nicht". Zu diesem Zeitpunkt machte er den Eindruck eines Menschen, der sein Gedächtnis verloren hat. Erst bei mehrmaligem Wiederholen des Spieles kamen einige wenige Erlebnisse hervor. Er begann langsam etwas Vertrauen zu mir aufzubauen, schaute öfter mal hoch.

Seine Verlegung auf die offene Station verwirrte ihn zunächst. Er kam morgens nicht mehr zur BT sondern lag ausgezogen im Bett. Ich erinnerte ihn an unsere Verabredung und bat ihn, am nächsten Morgen daran zu denken. Doch trotz seines Versprechens lag er auch an den folgenden Morgen zur Beginn der Therapiezeit im Bett. Er ließ sich aber überreden, sich anzuziehen und zur BT zu kommen. Offensichtlich fehlte ihm auf dieser Station die Struktur der "strenger" geführten geschlossenen Station wo er vorher gelegen hatte. Bei der Arbeit war er unkonzentrierter als vorher. Gemeinsam überlegten wir, was er machen könnte, was ihm Spaß machen würde. Um ihm eine strukturierte Tätigkeit anzubieten, schlug ich vor, einen Korb zu flechten. Er reagierte auf die übliche Weise mit "sowas kann ich doch nicht", aber er war damit einverstanden, am nächsten Tag einen "Versuch" zu wagen.

Die Anforderungen der Technik reduzierte ich auf ein Mindestmaß, indem ich ihm einen Holzboden vorbereitete, in die ich die Staken einzog und er so gleich mit dem Flechten anfangen konnte. Es bereitete ihm große Probleme in den ersten paar Tagen, den Arbeitsablauf zu erlernen, so dass ich mehrere Therapieeinheiten lang die Hände führen musste. Am 4. Tag der Peddigrohrarbeit äußerte er recht missmutig, das "wäre doch total langweilig!" Da dies jedoch die erste Gefühlsäußerung überhaupt war, war es ein echtes Erfolgsergebnis.

In der Zwischenzeit stabilisierte sich Hr. M. wieder soweit, die Umstellung durch die Verlegung hat er langsam geschafft. Er brauchte morgens nicht mehr von mir aus dem Bett geholt werden, sondern saß jeden Morgen pünktlich um 8 30 komplett angezogen vor der BT - Tür.

Als das Wetter besonders schön war, schlug ich ihm vor, die Therapiezeit aufzuteilen, in der ersten Hälfte am Korb weiter zu flechten, und in der zweiten Hälfte eine Runde draußen im Park spazieren zu gehen. Er war einverstanden und genoss den zweiten Teil der Therapie offensichtlich.

Da ihm das so viel Spaß gemacht hatte, überließ ich ihm am nächsten Tag die Entscheidung, was er in dieser Therapiestunde lieber machen möchte: Spazieren gehen oder Korb flechten. Da ich wusste, dass er fast immer das letzte wiederholt, nannte ich ganz bewusst die Tätigkeit zuerst, die ihm momentan mehr Spaß machte, in der Hoffnung, er würde entgegen seiner Gewohnheit reagieren. Und tatsächlich - er entschied sich für die Möglichkeit, die ich zuerst nannte! Dies war die erste von vielen kleinen Entscheidungen, die er während des "Spazierganges" treffen musste: Sollen wir auf dem Weg oder über die Wiese gehen? (Weg.) Rechts oder links entlang? u.s.w. Herr M. entschied, und wir gingen seinen Weg. Er konnte dadurch erfahren, dass ich seine Entscheidungen akzeptierte und wichtig nahm.

Bei einem der Spaziergänge gingen wir auch zur Kasse. Wir unterhielten uns über die Funktion der Kasse, und dass er noch nie Geld von seinem Taschengeldkonto abgeholt hatte. Für den nächsten Tag verabredeten wir, dass wir gemeinsam hingehen wollen, um ihm Geld abzuheben. An einem der nächsten Tage wollte er dann etwas im Kiosk kaufen.

Zwischendurch arbeitete Hr. M. am Korb weiter. Inzwischen kommt er mit der Technik des Flechten besser zurecht, und die Tätigkeit scheint ihm Freude zu bereiten. Obwohl ich ihn viel lobe, fragt er schon mal: "Wie habe ich das gemacht?" und ein Hauch von Stolz klingt aus der Stimme heraus. Er wirkt viel wacher als früher, hin und wieder lächelt er, die Augenkontakte werden häufiger, manchmal strahlt er für einen Augenblick übers ganze Gesicht. Zum ersten mal gibt er mir spontan die Hand zum Abschied und bedankt sich für alles.

Zusammenfassend kann man sagen, dass Hr. M. in dieser kurzen Zeit seines Krankenhausaufenthaltes sehr große Veränderungen bei sich erfahren hat. Kurz nach der Erhebung meines Befundes besuchte er den hauseigenen Frisör und ließ sich die Haare und den bis zum Brust reichenden, zotteligen Vollbart kurz schneiden. Danach sah er wesentlich gepflegter aus.

Er hat gezeigt, dass er durchaus lernbereit und -fähig ist, wenn man ihm genügend Zeit läßt, aber auch, dass ihm gewisse Grenzen gesetzt sind durch die geistige Behinderung. (kognitiver Bereich)

Bereits nach kurzer Zeit waren keine Hinweise mehr auf akut- produktive Symptomatik vorhanden (Unsichtbare Fäden entfernen, Stimmen hören u.s.w.)

5.4 Vorschläge für weiteres therapeutisches Vorgehen

Da Hr. M. wahrscheinlich noch eine Weile im Krankenhaus bleiben wird, bis ein geeignetes Heim für ihn gefunden wird, sollte die Einzeltherapie zunächst fortgeführt werden, in der er die Möglichkeit hat, die ungeteilte Aufmerksamkeit der Therapeutin zu genießen. Hat er zu ihr dann Vertrauen aufgebaut, die stabil und tragfähig ist, sollte er in eine Kleingruppe integriert werden.

Der Sozio-emotionale Bereich ist noch schwer gestört, Hr. M. sondert sich immer noch ab, wenn er mit anderen zusammen in einem Raum ist. Im Rahmen der Kleingruppe kann er sich langsam für andere öffnen, kann er schrittweise lernen, sich mit anderen zu unterhalten, auch Zugang zu seinen Gefühlen bekommen, diese auch ausdrücken lernen.

Auf langer Sicht wäre für Herrn M. eine Tätigkeit in einer Werkstatt für Behinderte durchaus vorteilhaft, da er in der Lage ist, einfach strukturierte Tätigkeiten zu erlernen. Dies würde ihn zu einer sinnvollen Tagesstrukturierung verhelfen und ihn mit anderen Menschen zusammenbringen.

6. Sichtstundenplanung

6.1 Zielsetzung mit Begründung

Zum Zeitpunkt der Sichtstunde wird Hr. M. im Bereich der mittelfristigen Zielsetzung sein. Er kann sich über einen Zeitraum von etwa 30 Minuten konzentrieren. Die Orientierung ist deutlich verbessert, Herr M. kommt meistens pünktlich zur Therapie, ohne dass er daran erinnert werden muss, und ist motiviert an der BT teilzunehmen. Er ist in der Lage, einfache Entscheidungen zu treffen und diese mir mitzuteilen. Allmählich entwickelt er Vertrauen in seine Fähigkeiten und arbeitet mit wachsendem Spaß.

Die Ziele für die Sichtstunde sind die Verbesserung der zeitlichen Orientierung, die Stärkung des Selbstvertrauens in Seine Fähigkeiten sowie Entscheidungen zu treffen.

6.2 Durchführung mit Begründung

6.2.1 Verfahren

Kompetenzzentrierte Methode, bei der verlorene oder nicht vorhandene Fähigkeiten trainiert werden.

6.2.2 Grundhaltung

Meine Grundhaltung wird gleichbleibend geduldig, ermunternd, beobachtend und - wenn nötig, korrigierend sein, wobei Korrekturen sehr vorsichtig und sachbezogen erfolgen. Durch Anerkennung und Lob als positive Verstärker versuche ich Herrn M. den Zielen ein kleines Stückchen näher zu bringen.

6.2.3 Sozialform

Einzeltherapie

6.2.4 Medien

Hr. M. wird in der Sichtstunde am bereits begonnenen Peddigrohrkorb weiter flechten. Er hat in der Technik des Flechten bereits etwas an Sicherheit erlangt, benötigt aber noch Hilfestellung. Neu für ihn wird es sein, dass ich auch einen einfärbten Flechtfaden anbieten werde. Auf das Endprodukt freut er sich schon jetzt. Wenn der Korb fertig ist, möchte er "schöne rote Äpfel 'reintun".

6.2.5 Arbeitsplatzgestaltung

Um unnötige Ablenkungen zu vermeiden wird der Arbeitstisch aufgeräumt sein. Den bereits begonnenen Korb, die Arbeitsmappe, Bleistift und Radiergummi holt Hr. M. selbst aus dem Regal. Da die Therapieeinheit über 30 Minuten geht, werde ich das Peddigrohr vorher schon einweichen.

Arbeitsmaterial / Werkzeug:

- vorher eingeweichtes Peddigrohr in zwei Farben
- Korb
- Seitenschneider
- Arbeitsmappe von Herrn M., in dem er das aktuelle Datum und der Inhalt der heutigen Therapie-Einheit eintragen wird.

6.3 Geplanter Verlauf der Sichtstunde mit Zeiteinteilung

Die Einzeltherapie fand bisher immer ohne Anwesenheit einer dritten Person statt, bis auf einige Ausnahmen am Anfang, wo Frau XXX (Ergotherapeutin) mit dabei war. Hr. M. kennt Frau ABC, BT der Station 31 von den "Freitag - Vormittags - Kaffee - Angeboten", insofern ist sie keine Fremde. Bei meiner Vorstellung wurde Herrn M. gesagt, dass ich Praktikantin bin. Er weiß nicht, dass er "Berichtspatient" von mir ist, da ich es in der jetzigen Situation erst einmal für besser hielt, ihn nicht damit zu belasten und zu verwirren. Ich hoffe auch, dass ich meine Nervosität auf Grund der Sichtstundensituation nicht zu sehr auf ihn übertrage.

Um kurz vor 8:30 werde ich Herrn M. im Vorraum der BT begrüßen, (sollte er noch nicht da sein, werde ich ihm entgegengehen, ihn evtl. in seinem Zimmer abholen), Frau CCC vorstellen, und ihm mitteilen, dass sie und Frau ABC heute ebenfalls anwesend sein werden, ohne jedoch den Grund zu erklären. Ich werde ihn dann bitten, den Korb, die Mappe, Bleistift und Radiergummi aus dem Regal zu holen.

Dann werden wir unsere Uhrzeiten vergleichen, und Hr. M. wird seine (wahrscheinlich immer noch defekte!) Uhr auf die richtige Zeit einstellen und diese aufziehen. (=Verbesserung der zeitlichen Orientierung)
Nun werde ich ihm zeigen, dass ich Peddigrohr in zwei Farben (natur und blau) vorbereitet habe, und ihm die Entscheidung überlassen, mit welcher Farbe er weiter flechten möchte. Ich werde dabei kurz in einfachen Worten erklären, welche Auswirkungen das auf das fertige Werkstück haben wird, wenn er sich für das Blaue entscheidet. (=Entscheidung treffen)

Je nach Tagesform werde ich beim Flechten mehr oder weniger Hilfestellung geben, gerade mal soviel, wie nötig, um ihn nicht zu frustrieren (Frustration würde ihm im Moment eine Bestätigung für sein mangelndes Selbstvertrauen sein, und deshalb fehl am Platz). Ich werde ihn auch fragen, wie das Werkstück ihm gefällt, und ihn auf besonders schöne Stellen aufmerksam machen.

Gegen 9 Uhr (wenn der Flechtfaden zu Ende ist) werden wir besprechen, was am nächsten Tag gemacht werden kann - z. B. weiter flechten oder den Randabschluss machen.

In der Mappe werden wir die letzte Seite heraussuchen, und uns auf den aktuellen Wochentag und Datum einigen. Diese werden von Herrn M. aufgeschrieben, ebenso, was er gemacht hat. (=Orientierung) Da er ohne Vorlage aus dem Kopf nicht schreiben kann, wird er frühere Aufzeichnungen zu Hilfe nehmen.
Die benutzten Gegenstände räumt Hr. M. selbst wieder ins Regal zurück, ich verabschiede mich von ihm und begleite ihn durch die Tür in den Aufenthaltsraum.

Ida Krämer

7. Literaturverzeichnis

- Harald Feldmann, Psychiatrie und Psychotherapie, 9. Auflage

- Jentschura /Janz, Beschäftigungstherapie Bd.II

- Pschyrembel, Klinisches Wörterbuch, 256. Auflage

- MSD Manual, 4. Auflage

- Wörterbuch der Psychiatrie und medizinische Psychologie

- Dörner / Plog, Irren ist menschlich

- Ingrid Schreiber, Ergotherapie in der Psychiatrie

- Unterrichtsunterlagen FBT- Psychiatrie und Psychiatrie

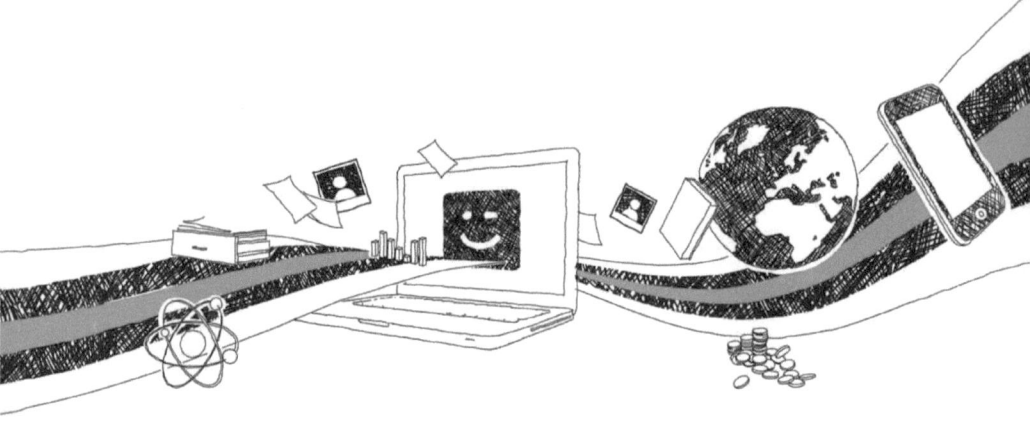
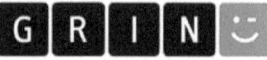